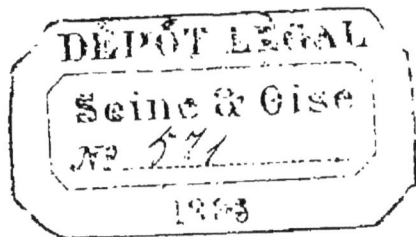

NOS

FINANCES VERSAILLAISES

PAR LE

Docteur REMILLY

Conseiller municipal.

Septembre 1886

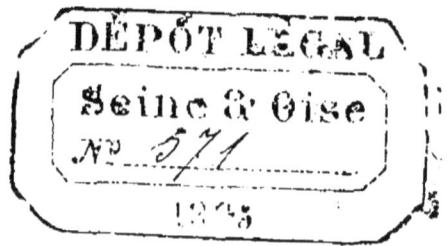

NOS

FINANCES VERSAILLAISES

I.

Notre situation financière est lourde dans le présent et elle offre pour l'avenir des inconvénients et des dangers que nous avons déjà signalés. On nous a répondu que tout était pour le mieux et que la situation était prospère.

Aussi, sans passion et avec dévouement pour nos intérêts versaillais, nous venons d'examiner avec soin non seulement le budget de 1886, mais encore le projet de budget de 1887, et nous restons convaincu que notre dire était légitime et que nos appréhensions étaient fondées. C'est pour cela que nous croyons utile de consigner les résultats de notre étude. D'autant que si la situation est regrettable ; toute légale qu'elle est, elle peut être modifiée par un sage esprit d'équité et de sage administration. Il n'est pas défendu de concevoir, à cet égard, une inoffensive espérance.

Nous estimons d'abord que l'état de choses actuel est l'œuvre des budgets municipaux depuis 1881, lesquels ont été conçus par une administration qui n'a consulté que sa commodité personnelle, sans souci des charges et des embarras qui pouvaient en résulter pour l'avenir.

C'est ce qu'il est facile d'établir, en jetant en arrière un coup d'œil rétrospectif.

En 1877, un emprunt de 3 millions a été autorisé d'urgence, sans avis préalable du Conseil d'État, pour travaux municipaux déterminés à la hâte, et dès cette époque il fut entendu que cet emprunt serait gagé par une annuité d'impôts pendant 20 ans (1877 à 1897) de 354,000 qui seraient demandés, savoir :

230,500 fr. aux excédents de recettes annuels, c'est-à-dire principalement à l'octroi, et 123,500 fr. aux centimes additionnels.

Mais comme il était avéré que les excédents de recettes ne pouvaient guère produire à cette époque que 105,500 fr., on jugea nécessaire de demander 125,000 francs complémentaires à de nouvelles taxes d'octroi et 123,500 fr. à 19 centimes additionnels, produisant chacun 6,500 fr.

Depuis 1877, les charges nouvelles de la ville pour le service de son emprunt ont donc été de :

125,000 fr. taxes supplémentaires d'octroi ;
et 123,500 fr., 19 centimes additionnels.

_____

Total : 248,500 fr., et tout cela pour une durée de 20 ans.

En 1882, sous la fallacieuse rubrique d'unification de nos dettes, on convertit l'emprunt de 3 millions en un emprunt de 3,500,000 fr. en y ajoutant le reliquat d'une dette antérieure ; le tout remboursable en 30 ans à l'aide des mêmes ressources tant d'octroi que de centimes additionnels.

Il résulte d'abord de cette situation légale, que les 125,000 fr. supplémentaires d'octroi ont un caractère essentellement temporaire, et qu'ils devront disparaître en même temps que les 19 centimes additionnels créés pour le service de l'emprunt. On peut encore faire observer, qu'il eût été désirable alors, en présence de cette situation nouvelle, qu'un dégrèvement partiel fût accordé aux contribuables, puisqu'au lieu de payer en 15 ans, on obtenait 30 ans pour se libérer. De plus, il convient de ne jamais perdre de vue, que les 125,000 fr. de taxes nouvelles d'octroi

ne devront pas être renouvelés indéfini-
ment et qu'ils ne doivent pas être
appliqués dans les budgets annuels de
la ville aux dépenses ordinaires. C'est
une ressource temporaire et déterminée
qu'il ne faut pas noyer dans les produits
généraux d'octroi, comme on le fait,
pour faire croire à une prospérité plus
fictive que réelle. Il faut se tenir en
garde contre un trompe-l'œil qui pourra
induire en erreur les administrations
futures à la seule inspection des budgets
annuels ; car ce serait les exposer à une
illusion, que de perdre de vue et de
laisser échapper la trace de cette réduction de 125,000 fr. qu'on devra opérer
sur l'octroi à un moment donné.

Quant aux centimes additionnels, la
vérité est que les contribuables four-
nissent en fait au budget de la ville, aujourd'hui, non pas seulement les 19 centimes originairement prévus, mais bien
l'équivalent de plus de 21 centimes,

puisque le budget de 1886 porte l'inscription de 138,700 fr. pour cette cause, au lieu de 123,500 fr. inscrits tout d'abord il y a neuf ans. C'est 15,200 fr. de recettes de plus que la ville encaisse par la force des choses et grâce tout naturellement au mouvement ascensionnel du chiffre du principal des quatre contributions à Versailles. De là résulte encore une autre cause d'illusion sur la réalité des excédents de recettes en fin d'exercice. C'est un bien pour la ville, sans doute, mais c'est une charge de trop pour les contribuables. Le danger auquel ce piège nous expose, serait celui de faire compter sur plus de ressources effectives, qu'on n'a le droit de s'en attribuer, et de laisser monter trop haut le niveau de nos dépenses annuelles.

Tout ceci se résume en un grief que les administrations municipales futures pourront relever contre notre administration actuelle, celui de leur léguer des dépenses ordinaires annuelles en disproportion avec les ressources réservées pour leur faire équilibre. En effet, en supprimant les 125,000 fr. supplémentaires d'octroi et les 138,700 fr. produits par les centimes additionnels, qui devraient être réservés pour le service de l'emprunt, le budget ordinaire ne se trouve plus en équilibre.

Au siècle prochain, alors que l'emprunt et ses conséquences financières auront disparu, on sera donc en droit de dire que les administrateurs de notre temps, peu soucieux du sort de leurs successeurs, ont escompté l'avenir, et qu'il leur était bien facile de jouer le jeu des bonnes finances illusoires, en laissant à leurs neveux le poids trop réel d'un lourd budget, dépassant la mesure des ressources laissées à leur disposition.

Au reste, et sans attendre si longtemps, on peut dès aujourd'hui, dire que

si la caisse municipale a encaissé pour
la fabrication de ses bonis et l'augmentation de son disponible, tous les revenus
créés pour le service de l'emprunt, elle n'a
encore réalisé que la moitié de cet emprunt, déclaré si urgent à l'origine ; et
qu'elle n'a pas eu à solder des améliorations promises qui touchaient pourtant
d'une façon sensible à tous nos intérêts
versaillais : car aucune des grosses questions versaillaises n'a été résolue depuis
cette époque.

II.

L'octroi, tant qu'il existera, sera la
source principale des recettes de la ville.
Aussi doit-il être imposé aux contribuables dans la stricte mesure des besoins des services publics.

A la différence d'un particulier qui
règle ses dépenses sur son revenu, une

ville consulte en premier lieu ses charges et se crée ensuite des recettes pour y subvenir.

Il est donc rationnel de diminuer successivement l'octroi (impôt indirect), ou les centimes additionnels (impôt direct), au fur et à mesure que surviennent des ressources susceptibles de permettre un dégrèvement.

C'est ainsi qu'a opéré l'administration municipale en 1875. Elle a réduit à 14 centimes, les 20 centimes additionnels perçus alors pour l'acquit des charges amenées par l'occupation étrangère, dès que pour cette cause, un dédommagement a été attribué à la ville par l'Etat. C'était antérieurement aux deux emprunts de 1877 et de 1882 (3,000,000 d'abord, amortissables en 20 ans jusqu'en 1897, élevés ensuite à 3,500,000 francs amortissables en 30 ans jusqu'en 1912).

Et c'est précisément ce principe que

l'administration de 1882, auteur du fameux emprunt d'unification de nos dettes,
s'est abstenue de mettre en pratique; en
négligeant, ou en se gardant bien, pour
mieux dire, de dégrever quoi que ce soit
sur les 125,000 francs supplémentaires
d'octroi ou sur les 19 centimes additionnels, jugés nécessaires en 1877 pour
gager le premier emprunt. Pourtant, en
1882, le deuxième emprunt, porté à
3,500,000 francs, ne devait plus être
amorti qu'en 30 ans au lieu de 20 ans,
et reporté à l'échéance finale de 1912,
au lieu de 1897, soit 15 ans plus tard.

Cette extension du nombre des années
d'amortissement procurant un allègement
sensible aux charges annuelles de la ville,
il était légitime que l'octroi et les centimes additionnels fussent l'objet d'un
allègement parallèle, ne fût-ce qu'en
partie.

Mais non, l'administration de 1882,
avide de se faire un budget plus large

pour ses dépenses ordinaires annuelles,
a préféré tout garder pour se faire plus
riche.

Moyen facile de s'admirer soi-même
dans le miroir « des bonnes finances »,
mais au détriment des contribuables.
Ceux-ci en sentiront l'effet, non seulement
pendant les 15 années qui restaient à
courir de 1882 à 1897, mais pendant 15
ans de plus, de 1897 à 1912.

Un tel bienfait ne saurait manquer
d'appeler la reconnaissance de la génération présente pour la première période,
et de la génération suivante pour la se-
conde.

On répondra : la loi d'émission de
l'emprunt le permet.

C'est possible ; quoiqu'il soit vraimen
étrange de voir chaque année toucher la
totalité des ressources créées pour les
besoins d'un emprunt déclaré urgent et
réalisé seulement en partie neuf ans après.
En tout cas, rien n'empêche le Conseil

municipal d'intervenir pour rétablir l'équilibre dans l'intérêt de la bourse des administrés.

Notre édilité a été ingénieuse à son profit, contre les contribuables.

En effet, voilà subitement 250,000 fr. environ (tant en supplément d'octrois qu'en centimes additionnels) à prélever annuellement pendant vingt ans pour acquitter 3,000,000 fr., qui sont affectés maintenant à l'amortissement d'un autre emprunt supérieur de 1/6 seulement (3,500,000 fr.) pendant quinze ans de plus, l'acquit annuel de ce second emprunt coûtant alors bien moins que celui du précédent emprunt. Une recette égale, pour faire un paiement moindre !

Tel a été le nouveau système créé en 1882 en remplacement de celui de 1877, moyen assuré de se mettre à l'aise et de s'ouvrir une ample marge pour faire des largesses de toutes sortes.

Or, sait-on à combien s'élève la différence existant entre la nouvelle dépense ainsi réduite et celle antérieure, c'est-à-dire entre l'annuité du nouvel emprunt de 3,500,000 francs et celle du précédent de 3,000,000?

Elle est de 113,000 francs. Car la ville n'aura plus à payer, pendant les trente ans du nouveau système financier, que 227,000 francs par an, au lieu de 340,000 francs qui devaient se reproduire pendant vingt ans.

Pourquoi n'avoir pas fait profiter les administrés, au moins en partie, de cet allégement de 113,000 francs ? Soit sur l'octroi, dégrèvement qui eût été certes bien accueilli, soit sur les centimes additionnels, dont on devrait diminuer le nombre, surtout en présence de leur plus-value annuelle de 15,200 francs, comme nous l'avons déjà établi. Ce qui fait en réalité pour la ville un excédent de recettes de 128,200 francs sortant chaque année de la poche des contribuables pour le service de l'emprunt à demi réalisé.

Mais non ; cette bonification n'a été considérée que comme une latitude nouvelle offerte à une augmentation des dépenses ordinaires annuelles.

Et c'est ainsi, si l'on n'y prend garde, que les 125,000 francs supplémentaires d'octroi votés en principe à titre temporaire, finiront par devenir définitifs ; au début ils devaient prendre fin en 1897, et déjà par un procédé ingénieux et coûteux, on les a étendus jusqu'en 1912.

On est donc autorisé à dire que la véritable pensée qui a présidé à la conception de l'emprunt d'unification de nos dettes en 1882, n'a été que la recherche d'un expédient financier pour sortir des limites prudentes, mais trop étroites aux yeux d'une administration désireuse de se mouvoir commodément dans une sphère plus étendue de dépenses ordinaires. car elle n'a abordé la solution d'aucune de nos grandes questions versaillaises.

En présence de l'excédent général des recettes, obtenu comme nous venons de le dire, on est amené à constater ce fait manifeste que, s'il s'agissait de dresser aujourd'hui le tableau d'amortissement de notre dernier emprunt, sans toucher à l'équilibre du budget, on pourrait songer à réduire, soit les 125,000 francs de taxes supplémentaires d'octroi, soit le nombre des centimes additionnels, exclusivement créés pour le service de cet emprunt. Mais l'administration municipale ne semble pas songer à l'un ou à l'autre de ces dégrèvements en présence de l'état de nos finances qu'elle se plait à proclamer si prospère, parce qu'elle préfère, sans doute, consulter sa convenance, plutôt que de ménager la bourse des contribuables qui paie ses largesses et ses fantaisies.

C'est que l'édilité du jour obéit surtout à deux tendances marquées :

1° Elle rejette sur les générations à
venir un lourd héritage de charges, afin
de procurer au présent, avec les fonds
d'emprunt, tout le bénéfice d'opérations
susceptibles de la faire vivre à sa guise ;
sauf à laisser ses successeurs livrés aux
seules ressources des finances ordinaires.

2° Elle applique, sans mesure, toutes
les recettes ordinaires annuelles aux
dépenses courantes considérées seules
comme opportunes, et cela sans réserver
aucune marge pour les dépenses nouvelles dont le temps pourrait révéler la
nécessité. Elle applique la devise « après
nous le déluge », et elle se complait dans
sa richesse obtenue aux dépens du présent et plus encore de l'avenir.

III.

Passons à l'examen du projet de budget présenté par l'administration au

Conseil municipal pour l'année 1887.

Dans son ensemble, ce budget se résume ainsi : 1,628,491 fr. 40 de recettes tant ordinaires qu'extraordinaires, et 1,620,165 fr. 03 de dépenses de même nature. Il se balance donc par un excédent de recettes de 8,326 fr. 37 ; l'octroi entrant dans les recettes pour 1,010,000 fr.

Or, sans l'emprunt de 3,500,000 fr. la Ville aurait de moins :

1° Dans ses recettes, 125,000 fr. supplémentaires d'octroi et 140,700 fr. représentant, pour 1887, 19 centimes additionnels aux quatre contributions ;

2° Et dans les dépenses, une annuité de 227,000 fr., représentée dans le tableau de la dette pour 1887 par une somme de 212,370 fr., réduite à 172,300 fr. au projet de budget de la même année.

Si donc on dégage du projet de budget présenté, les éléments concernant exclusivement l'emprunt, en tenant seulement compte de la somme portée au ta-

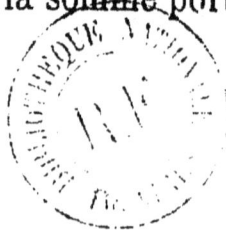

3

bleau de la dette au lieu de l'annuité
totale, les recettes ordinaires et extraordinaires se réduisent à 1,362,791 fr. et
les dépenses à 1,447,865 fr., ce qui
donne un déficit de 85,074 fr.; lequel
n'existerait pas sans l'accroissement ex-
cessif des dépenses ordinaires annuelles
qui datent de ces dernières années et
qui ont été créées surtout avec les bonis
obtenus sur l'emprunt.

Ce fait justifie encore les critiques que
nous avons précédemment formulées sur
notre état financier et démontre une fois
de plus leur justesse.

Admettons maintenant que, pour
l'année 1887, on doit compter sur les
excédents de recettes et les bonis de dépenses qui sont constatés dans le dernier
exercice (1885), lesquels se sont élevés
à 124,768 fr. 84 pour les excédents des
recettes ordinaires et à 58,000 fr. de bonis sur les dépenses de même nature, on
arrive ainsi à la fin de l'année 1887 à

1,487,559 fr. de recettes ordinaires et extraordinaires et à 1,389,865 fr. de dépenses de même nature, c'est-à-dire à un excédent de recettes de 97,694 fr., disons 100,000 fr. en chiffres ronds.

Mais pour obtenir ce résultat, il faut que l'octroi ne subisse pas de baisse et qu'on se contente de l'excédent de 100,000 fr. que nous venons de préciser, pour faire face aux besoins qui pourront se produire pendant le courant de l'année 1887.

Alors, la situation serait vraiment en équilibre ; les 125,000 fr. supplémentaires d'octrois et le produit des 19 centimes additionnels restant en dehors ; le tout pour faire un compte simplement équitable.

On nous dira peut-être, mais à quoi bon considérer nos finances sans l'emprunt et ses conséquences, puisque cet emprunt existe.

Nous répondrons : mais la comptabilité que votre emprunt nécessite, confondue d'abord avec celle des recettes et dépenses ordinaires et extraordinaires, cause un trouble peut-être voulu pour créer des illusions sur notre état financier ; et, si vous voulez tenir compte de l'emprunt, il faut alors placer en parallèle absolu :

1° En recettes, les ressources consacrées à l'amortissement ;

2° Et en dépenses, les crédits affectés au paiement des annuités.

C'est un principe prudent, qu'il faut appliquer rigoureusement pour être exact.

Alors, 1°, en recettes doivent figurer à part, les 125,000 francs supplémentaires d'octroi et les 140,700 francs produits des 19 centimes additionnels ;

2°, et en dépenses, doit être inscrite l'intégralité de la somme représentant une année d'amortissement, c'est-à-dire 227,000 francs, et cela, bien que pendant les premières années une somme moin-

dre soit à payer en raison des réalisa-
tions partielles et successives de l'emprunt, sauf à faire ressortir à la fin de
chaque exercice, la portion non employée
du crédit annuel ; puis à comprendre ensuite ce reliquat spécial dans la réunion
des annulations de crédits du compte administratif.

Ou mieux encore, c'est de faire re-
vivre au fur et à mesure, d'année en
année, dans autant de reports à agglo-
mérer entre eux, des bonis qui, en fait,
n'appartiennent pas aux ressources ordinaires de la ville, mais qui devraient
composer un fonds spécial destiné à allé-
ger le fardeau de l'emprunt par un amortissement partiel et anticipé. Faire ainsi,
serait administrer avec ordre et économie, car ces bonis ne dépendent pas du
revenu normal de la ville, ne doivent
pas enfler ses dépenses ordinaires ; et
c'est leur donner une destination détour-
née pour une fin inadmissible, que de

les comprendre dans l'ensemble des bonis ordinaires.

Dans tous les cas, pour éviter des illusions dangereuses, il faudrait au moins chaque année, inscrire sous l'article 123 (amortissement de l'emprunt), l'annuité intégrale de 227,000 francs. Or, cet article 123, pour 1887, non seulement ne porte pas cette somme, quoique la ville touche l'intégralité des crédits créés pour le service de l'emprunt, mais il ne porte même pas le chiffre de 212,370 francs compris pour cette année au tableau de la dette. Il se borne à la prévision d'un crédit de 172,300 francs jugé suffisant pour répondre aux besoins de la portion réalisée sur la totalité de l'emprunt.

C'est là, vraiment, un moyen trop commode de fabriquer des économies pour solder des fantaisies ou pour augmenter ce qu'on nomme pompeusement le disponible.

Que s'est-il passé de ce chef en 1885 ?

On a touché tous les revenus créés pour le service de la totalité de l'emprunt, c'est-à-dire les taxes supplémentaires d'octroi et 19 centimes additionnels, représentant environ 250,000 francs; puis, on a inscrit d'après le compte administratif, 172,300 francs prévus dans le tableau de la dette pour la même année; et on n'a effectivement dépensé pour le service de l'emprunt que 106,000 francs. D'où un boni réel de 144,000 francs auquel on peut ajouter encore la plus-value des centimes additionnels; ou seulement de 66,300 fr. si on se contente de la différence entre l'annuité inscrite au tableau de la dette et la somme effectivement dépensée.

Toutes ces sommes se trouvent noyées dans ce que l'administration appelle si volontiers « ses économies », lesquelles ne sont en réalité que des épargnes dont la destination devrait être expliquée, et qui devraient servir à l'a-

mortissement de l'emprunt ou à l'atté-
nuation de l'impôt.

Le projet de budget de 1887, vu dans
son ensemble, offre donc toujours les
mêmes confusions que les précédents.
Pour rétablir une balance équitable, il
faudrait augmenter les recettes de la différence entre l'annuité de l'emprunt
(227,000 fr.), que la Ville perçoit ou au
moins entre les 172,500 fr. inscrits au
tableau de la dette, et ce qu'on paie réel-
lement pour le service de l'emprunt,
et puis faire servir cette différence,
soit à un allègement de l'impôt, ce qui
serait juste envers les contribuables, soit
à la création d'un fonds d'amortissement
qui serait profitable à l'avenir qu'on ex-
ploite. Il est temps d'arriver à l'un ou
l'autre de ces moyens, si l'on veut mettre
un terme à l'ère de prodigalité des dépenses ordinaires annuelles, qui ne comporte pas l'examen sérieux de nos finances
municipales.

IV.

Après le coup d'œil général que nous venons de donner au projet de budget de 1887, nous ne nous proposons pas del'examiner dans tous ses détails.

Nous avons noté, dans ces dernières années surtout, une surélévation dans les dépenses ordinaires obtenue avec les revenus de l'emprunt; elle est facile à constater, car elle porte sur presque tous les articles. Elle tient principalement à la grande générosité de l'administration municipale qui est toujours disposée à satisfaire les désirs de ceux qui gravitent autour d'elle; générosité d'autant plus facile qu'elle ne lui coûte rien, puisque c'est l'argent des contribuables qui paie.

C'est ainsi que l'intérêt général est

4

trop souvent sacrifié à des intérêts particuliers.

Nous nous arrêterons néanmoins sur
les principaux articles, en commençant
par l'octroi.

En 1882, 1883 et 1884, son produit a
atteint 1,064,000 francs, 1,142,000
francs, 1,137,000 francs, et le montant de
la prévision pour les années 1884, 1885
et 1886 a été seulement de 1,000,000. En
présence du produit obtenu en 1885,
de 1,083,000 francs, inférieur à celui
des deux années précédentes, on a dû,
au lieu de baisser le chiffre de la prévision, le porter à 1,010,000 francs.
Si faible que soit cette différence, on
peut remarquer, comme le dit elle-même
l'administration, qu'elle a paru *utile*,
ce qui veut dire *nécessaire*. Sans quoi
le maintien du chiffre des années précédentes eût constitué le budget de 1887
en déficit de 2,000 francs, son excédent
de recettes n'étant que de 8,000 francs.

Puisqu'à Versailles, l'octroi est le régulateur de la situation financière de la ville, ce n'est pas là l'indice d'une incontestable prospérité. D'autant qu'il serait facile d'établir, que la vraie nécessité devrait pousser jusqu'à 1,050,000 fr. de prévision sur les revenus d'octroi.

Cela est d'autant plus fâcheux, qu'on voit (art. 66 des dépenses) une diminution de 10,000 francs sur les frais de casernement, expliquée par l'administration par une réduction sensible des troupes en garnison ; ce qui implique un principe de baisse dans les recettes de l'octroi. Ajoutons à cela (art. 28) une augmentation de dépenses de 14,000 francs pour les frais de perception, atténuée il est vrai (art. 11) de 4,000 francs par une prévision de recettes pour taxations.

Notre octroi de Versailles était déjà signalé depuis plusieurs années à l'administration supérieure, comme un de ceux, en France, qui coûtait le plus cher pour ses frais de perception. Ceux-ci augmentent toujours sans qu'on s'applique à les réduire. On aura beau nous dire que ce crédit n'est qu'une mesure d'ordre ; c'est toujours une augmentation prévue en 1887 pour la perception de l'octroi destinée au moins à grossir le disponible.

L'explication d'un nouvel article de recettes (art. 36), *produit des services payés du personnel de police, avec crédit d'emploi* (art. 10 et 13), est donné, pages 35 et 36. Sans contester absolument l'opportunité de ces inscriptions. *entièrement étrangères aux finances municipales*, elles font songer que, par un procédé de même nature, le détail des recettes et dépenses que comporte l'École secondaire de jeunes filles serait bien plus important à fournir. Nous indiquons ce point, sur lequel nous reviendrons ultérieurement.

La même objection peut s'appliquer aux crédits intitulés : indemnité au commissaire central et emploi du produit des services payés, etc..., lesquels devraient figurer aussi bien que la recette, parmi les dépenses extraordinaires ; le premier de ces crédits surtout ayant essentiellement ce caractère.

Disons quelques mots de *l'aliénation d'une rente devenue libre d'affectation*. Il s'agit d'une rente en 3 0/0 de 600 fr. provenant d'un legs Lacroix, dont l'usufruit est éteint. Que doit-il advenir du capital de 16,200 francs qui en provient ?

Cette somme figure parmi les recettes et on n'y voit correspondre aucun crédit d'emploi. On répondra : il y a eu vote. Sans doute, mais en sage administration, il restait à déterminer l'affectation utile de ce capital, au lieu de le noyer dans le disponible général ; parce qu'il est bon que les fonds recueillis dans une succession soient consacrés à une opération de service public qui conserve, autant que possible, un caractère d'utilité permanent. On ne peut admettre que pour grossir des économies, ainsi plus apparentes que réelles, un revenu classé depuis son origine parmi les recettes ordinaires avec une affectation déterminée, soit ainsi tout à coup capitalisé, puis confondu dans l'ensemble des reliquats disponibles et jeté là à fonds perdu.

C'est comme *l'économie* de 5,000 fr. réalisée sur les médicaments délivrés par les bureaux de bienfaisance avant leur désorganisation. On appelle cela une économie, quand il faut reporter cette somme sur le budget de l'hôpital civil qui délivre maintenant les médicaments aux indigents. Par une mesure préjudiciable au service des pauvres, pour un service qui n'incombe en aucune façon à l'hôpital expressément distinct du bureau de bienfaisance, on est appelé à faire un virement de 5,000 francs pour achat de médicaments, et ce virement devient une économie ! Singulière façon vraiment d'enfler le ballon qui porte nos économies municipales ; il n'en sera pas surchargé.

V.

L'ensemble du crédit des écoles et asiles de la Ville, de 84,850 fr. en 1873, s'est élevé pour 1886 à 199,000 francs. Au projet de budget de 1887, il subit encore une augmentation de 5,600 francs, ce qui le porte à 204,800 francs. Où s'arrêtera cette surélévation de dépenses d'autant plus exagérées que le nombre des enfants qui reçoivent l'instruction primaire à Versailles ne s'est pas sensiblement élevé depuis la loi sur l'instruction neutre, gratuite et obligatoire. Com-

ment des faits aussi scandaleux peuvent-
ils se passer, quand on songe encore aux
instituteurs qui se plaignent avec raison
du sort que cette loi leur a fait? Il est
seulement permis d'enregistrer ces résultats. Quelle réforme proposer ? On
répond invariablement : Ainsi le veut la
loi, il faut obéir et payer.

Mais ce qui n'est pas dans la loi,
c'est la création de l'*École secondaire
de filles* de Versailles. Aussi, il est bon
de s'y arrêter, car elle n'est pas obligatoire, mais au contraire essentiellement
facultative.

C'est ici qu'apparaît un luxe de libé-
ralités que la situation financière de la
ville ne saurait permettre, son gros emprunt lui constituant de lourdes charges.

D'ailleurs, cette école était-elle nécessaire, quand, en réalité, elle existait
avant sa création, et sans rien coûter?

Avant elle, en effet, au moyen de deux
institutions analogues, les habitants

jouissaient des mêmes avantages. L'une de ces institutions était privée, l'autre était publique ; et, sans aucune dépense pour la ville, ou à peu près, les familles y trouvaient la satisfaction des besoins d'instruction, auxquels la création de l'école municipale secondaire de filles prétend seule répondre.

L'établissement privé, en pleine activité et prospérité, était jugé tel par l'administration municipale ; car elle n'a trouvé rien de mieux que de placer la personne qui le dirigeait à la tête de sa nouvelle création municipale, ce qui amena nécessairement la fermeture immédiate de l'école privée.

Quant aux cours organisés par une dame de la ville fort dévouée à l'instruction des jeunes filles, cours qui étaient placés sous les auspices de la municipalité, ils donnaient d'excellents résultats et rendaient des services très appréciés ; financièrement, l'opération se soutenait d'elle-

5

même, l'administration se contentant de l'encourager sans rien débourser.

A ces deux institutions, s'ajoutaient et s'ajoutent encore à Versailles de nombreux pensionnats de jeunes filles justement renommés et des cours particuliers faits en ville par des personnes fort distinguées.

Sous le rapport de l'instruction secondaire des filles, on peut donc dire que tout était pour le mieux sans qu'il en coûtât rien aux finances de la ville.

C'est alors que, sans motif plausible, le premier établissement dont nous venons de parler devint municipal, et que le second disparut sans même un remerciement.

Aujourd'hui, pour en venir aux chiffres, on est en présence d'une dépense facultative, pour ne pas dire de pure fantaisie, qui s'élève à 33,300 fr. allégée par une subvention de l'État de 7,300 fr., ce qui fait 26,000 fr.

C'est une source de dépenses municipales que rien ne justifie. On essaye de
le faire en disant : Nous transformerons
un jour cette école en Lycée de filles.

Mais alors il faut discuter l'utilité d'un
tel Lycée à Versailles, et examiner les
charges qu'il causerait à la ville, d'abord
par la construction des bâtiments nécessaires et ensuite par les frais d'entretien de l'établissement.

Or on n'a jamais rien discuté de
semblable, et c'est ainsi que la ville s'est
faite institutrice à prix réduits pour la
satisfaction de quelques-uns et au grand
scandale de tous.

Si l'établissement secondaire des filles
est à conserver ou à organiser sur des
bases plus raisonnables, il nous faut
parler aussi de notre Lycée de garçons
pour montrer sous une face nouvelle
l'état de nos finances versaillaises.

Chacun connaît les bâtiments de notre
Lycée, dont l'entretien incombe à la ville.

Or, depuis longtemps, sans doute pour continuer l'air apparent de notre prospérité financière et de nos économies municipales, l'entretien nécessairement coûteux de ces bâtiments, a tellement laissé à désirer, qu'aujourd'hui il est indispensable d'y faire pour 400,000 francs de travaux simplement d'*entretien*, car ces travaux n'amèneront aucune modification sensible dans l'ensemble de l'établissement. Heureusement pour la ville, l'État veut bien rembourser le prix de la moitié de ces travaux urgents réclamés depuis plusieurs années.

Tout d'abord il semblerait naturel, pour obtenir cette somme, de songer aux fonds de la ville, fonds dont on parle si souvent et qu'on chiffre avec un semblant de raison à plus de 800,000 fr. que la ville aurait avancée à l'emprunt de 3,500,000 fr.; opération qu'on proclame des plus avantageuses, quoiqu'on puisse dire sans crainte d'être

contredit par les plus compétents, que
l'emprunt ne les rendra jamais, et ne
saurait les rembourser. Ensuite il pa-
raît qu'on ne peut disposer du fameux
disponible de 462,272 francs, qui
constitue alors un singulier disponible.

Aussi pour les travaux du Lycée, l'administration n'a pas songé un seul instant à puiser dans son trésor dès lors plus
fictif que réel; et au dernier moment,
quand l'adjudication des travaux allait
commencer elle a déclaré qu'il lui
fallait, par une loi nouvelle, faire unnou-
vel emprunt de 400,000 francs.

C'est ainsi que les travaux ont été
ajournés à l'année prochaine.

Est-ce à dire, qu'après cet emprunt
de 400,000 francs, qu'aucune Commission n'a examiné, que le Conseil municipal n'a pas discuté et par conséquent
n'a pu voter, est-ce à dire qu'on fera une
nouvelle unification de nos dettes avec

augmentation du capital engagé, le tout
pour augmenter les économies municipales par un procédé connu ? Nous
n'affirmons rien ; mais d'après ce qui
s'est passé en 1882, nous ne répondons
de rien, et nous engageons les contribuables à se défier de tout.

Quoi qu'il arrive alors, et pour exé-
cuter bientôt les travaux d'entretien
du Lycée, il va falloir, dit-on, con-
tracter un emprunt de 400,000 francs,
dont la moitié sera remboursée ultérieurement par l'Etat. L'administration as-
sure que c'est pour le plus grand bien
de la Ville. Nous estimons que si les
bâtiments avaient été entretenus, l'Etat
ne serait pas obligé de venir à notre
aide, qu'il ne faudrait pas grever nos
finances municipales d'un nouvel emprunt, que notre situation financière
à Versailles n'aurait pas à souffrir
de cette nouvelle charge dont nous
n'avions pas besoin, étant donné le

chiffre trop respectable de notre dette
municipale actuelle.

VI.

L'école secondaire de filles n'est pas la
seule dépense facultative, pour ne pas
dire dépense de luxe, de la ville.

Le Conservatoire de musique vit dans
des conditions analogues, quoique plus
régulières. Non que nous contestions son
utilité, mais il devrait chercher, plus qu'il
le fait, à se suffire à lui-même. Il déve-
loppe l'étude de la musique, c'est bien;
mais pourquoi ne pas faire payer ceux
qui le peuvent et qui en profitent ? L'administration municipale, d'accord avec
le Conseil, semble devoir fixer à 6,000 fr.
sa subvention annuelle; c'est un joli de-
nier.

La Société du tir versaillais, la Société
de gymnastique sont également très in-

téressantes. On comprend que la ville leur
témoigne une juste bienveillance par une
allocation, mais celle-ci ne doit pas grever nos finances municipales d'une façon
sérieuse. Toute Société doit montrer ses
progrès par l'accroissement de ses revenus, constitués surtout par ceux qui en
font partie et qui en bénéficient. C'est là
la pierre de touche de ce qui est vraiment
utile.

Que dire maintenant du projet de budget de 1887, quant aux fêtes publiques ?
Ce crédit s'élève aujourd'hui à 18,000 fr. ;
il n'y a pas longtemps, il était seulement de 9,000 fr. Pourquoi ne pas le ra-
mener à ce chiffre ? Car enfin, si des
fêtes sont utiles à Versailles, et elles le
sont, les habitants doivent manifester
leur désir de les voir exister, en donnant
leurs souscriptions à la Société des fêtes
ou aux comités locaux qui les organisent.
L'administration doit seulement témoigner
son intérêt par une allocation d'encoura-

gement. Trop d'abstentions, des plus intéressés, ont été signalées dans ces derniers temps ; et montrent que ceux qui profitent le plus de ces fêtes, les veulent aux dépens de la bourse commune.· La faiblesse de l'administration et même du conseil municipal a trop souvent favorisé le vote de sommes qui devraient être fournies surtout par des souscriptions particulières. Il ne faut jamais oublier que l'argent de la ville est à tout le monde.

Et c'est justement parce qu'on a toujours cherché à favoriser les uns ou les autres, sans penser à tout le monde, que les crédits se sont surélevés de toutes parts sans sérieux bénéfices pour la cité.

Où en est la question du dépotoir de Montreuil ?

Une commission a été nommée pour l'étudier. Cette commission s'est réunie une fois, il y a déjà longtemps. Et depuis, le dossier de cette importante affaire pour la salubrité de la ville, se recouvre de poussière. L'état de notre dépotoir est de plus en plus honteux, si la chose est possible.

Où en sont les améliorations, un instant projetées, à l'hôpital civil?

A-t-on seulement déplacé les cabinets dont la situation a si fort scandalisé la commission municipale, la seule fois qu'elle s'est réunie, il y a déjà longtemps?

A-t-on séparé les enfants malades, des malades adultes ?

A-t-on construit un pavillon d'isolement pour les malades atteints d'affections contagieuses, qui sont placés à proximité des autres malades, quand ils n'occupent pas la même salle qu'eux ?

On n'a rien fait. L'administration pour couper court à l'examen de ces projets, n'a trouvé rien de mieux que de songer à la construction d'un nouvel hôpital !

Comme si l'état de nos finances permettait un tel luxe !

A-t-on fait seulement une enquête pour conjurer l'infection du canal, attribuée surtout aux égouts de la ville?

A-t-on fait un travail nouveau, une amélioration durable, dont nos enfants jouiront en échange des charges que le présent leur transmettra?

Non.

On s'est contenté de surélever tous les crédits ordinaires au point que le budget est seulement en équilibre grâce aux bonis qu'on fait chaque année sur les revenus d'un emprunt qu'on ne se presse pas de réaliser, pour jouir plus longtemps des plus-values qu'il donne.

Telle est la situation véritable.

Sans compter qu'elle est confuse et embrouillée, comme à plaisir. Qu'on compare les budgets municipaux des villes de même importance que Versail-

les avec les nòtres, et on reconnaîtra
le bien fondé de cette critique.

C'est par esprit d'économie, dit l'administration, que nos budgets municipaux diminuent chaque année de volume
et d'éclaircissements ; bientôt ce seront
des énigmes, dont les initiés eux-mêmes
auront peine à trouver le sens.

Ainsi, pour n'en citer qu'un exemple,
y a-t-il conformité entre le projet de budget de 1887 et le tableau de la dette de
3,500,000 francs ?

Ce tableau a été calculé pour une
réalisation totale de l'emprunt en 1887,
et cet emprunt déclaré urgent en 1877,
n'est aujourd'hui réalisé qu'à moitié. Le
service de l'emprunt qu'il indique n'est
donc pas en rapport avec la réalité.

D'autre part, la ville a des dépenses
obligatoires de par la loi, et des dépenses *facultatives*. Les projets de
budgets se gardent bien de séparer les
unes des autres. De sorte qu'on ne sait

où chercher des économies possibles et réalisables.

Par ce système de confusion, la ville profite encore de bonis sur les revenus d'emprunt qu'elle confond avec son disponible, quand tout cela devrait être distinct et séparé.

L'administration nous répondra que, parmi les reports de 1885 et 1886, elle a fait figurer sur le papier une somme de 86,000 fr. (formée de 30,000 fr. pour 1883, de 36,000 fr. pour 1884 et de 20,000 fr. pour 1885), destinée, dit-elle, à soulager les annuités ultérieures de l'emprunt. C'est inscrit, en effet, dans le disponible de la ville ; et c'est ainsi que ce disponible ne l'est pas, comme nous l'avons déjà dit. Pourquoi ne pas laisser à l'emprunt tout ce qui lui appartient et aux recettes ordinaires ce qui les constitue ? Cette confusion peut être commode dans le présent, mais elle est certainement dommageable pour l'avenir.

En résumé, il n'y a pas longtemps la ville subvenait à ses dépenses sans augmentation de l'octroi, et sans recourir à des centimes additionnels extraordinaires ; et même, loin d'imposer des centimes additionnels aux habitants, elle n'atteignait pas le taux de certains centimes facultatifs et par conséquent n'en inscrivait guère que d'obligatoires. Situation privilégiée que Versailles partageait avec cinq ou six autres cités dans toute la France.

Maintenant, d'après nos derniers budgets, contre quelques dépenses utiles supprimées, telle que notre subvention théâtrale par exemple, nombre de dépenses nouvelles ont été successivement créées, moins dans l'intérêt réel des administrés, que pour la satisfaction d'intérêts particuliers. Les taxes d'octroi ont augmenté, ainsi que les centimes additionnels ; et les affaires financières de la ville, n'ont plus été gérées au profit de tous.

Aussi, aucune de nos questions versaillaises importantes n'a été résolue. On a vécu et on n'a rien fait, que compromettre l'avenir par plus de six millions de dettes qu'il nous faudra payer en moins de trente ans ; sans compter les emprunts nouveaux, comme celui des travaux du lycée dont nous sommes menacés, et ce que l'avenir nous réserve d'imprévu.

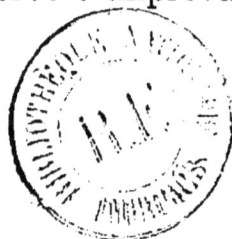

VERSAILLES. — IMP. CERF ET FILS, 59, RUE DUPLESSIS.

126

www.ingramcontent.com/pod-product-compliance
Lightning Source LLC
Chambersburg PA
CBHW071754200326
41520CB00013BA/3246